ESSAI

SUR LES

ABCÈS SPONTANÉS

DU CERVEAU

PAR

L. GUILLEVIC

Docteur en médecine de la Faculté de Paris.

PARIS

A. PARENT IMPRIMEUR DE LA FACULTÉ DE MÉDECINE

A. DAVY, successeur.

31, RUE MONSIEUR-LE-PRINCE, 31

1882

AF404953

ESSAI

SUR LES

ABCÈS SPONTANÉS

DU CERVEAU

PAR

L. GUILLEVIC

Docteur en médecine de la Faculté de Paris

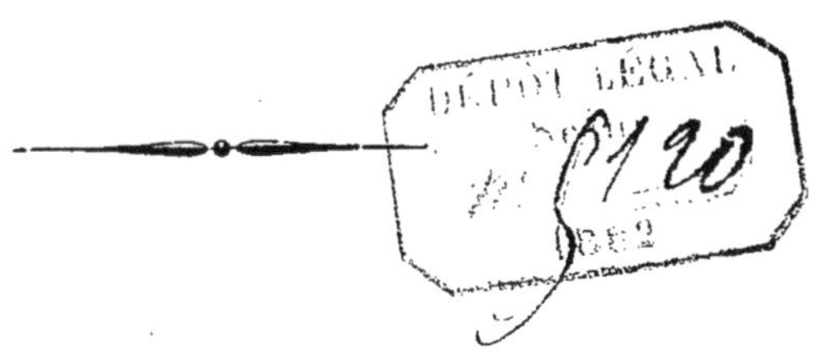

PARIS

A. PARENT IMPRIMEUR DE LA FACULTÉ DE MÉDECINE

A. DAVY, successeur.

31, RUE MONSIEUR-LE-PRINCE, 31

1882

A LA MÉMOIRE DE MES PARENTS

A MES AMIS

DOCTEUR LAHONT

A Artenay (Loiret)

DOCTEUR BERTRAND

A Saint-Servan (Ille-et-Vilaine)

LE DIBERDER

Avocat à Lorient (Morbihan)

ESSAI

SUR LES

ABCÈS SPONTANÉS DU CERVEAU

M. G. Ballet, le jeune et sympathique chef de clinique de la Salpêtrière, publiait en 1880, aux Archives générales de médecine, quelques considérations sur les abcès du cerveau. Il avait, dans cinq cas, trouvé une coïncidence de malformation cardiaque et se demandait s'il ne fallait pas admettre une relation étiologique entre cette malformation et la lésion cérébrale. Nos recherches de ce côté, incomplètes certainement, et cependant nombreuses, ne nous ont donné aucun résultat. Aux sources où nous avons puisé, les observations ne donnent guère de détails concernant les organes en dehors du cerveau, et, comme dit M. Ballet « dans celles où on décrit avec détails une malformation du cœur, chez un malade qui a succombé dans les convulsions, on ne fait aucune mention de l'état du cerveau, qu'on a dédaigné d'examiner. »

Ou bien, d'après M. le professeur Hayem, dans sa thèse inaugurale, l'embarras de savoir si on a affaire à un abcès, à un ramollissement ou à un tubercule, est très grand, pour les recueils d'observations ayant une certaine date; parce que les données anatomo-pathologiques n'étaient pas au niveau où le microscope les a aujourd'hui élevées. C'est pourquoi nous nous sommes borné à rapporter quelques cas récents, bien qualifiés abcès, nous proposant comme tâche d'exposer autant que possible l'état de la science concernant ces abcès dits « spontanés » du cerveau.

Nous ne nous dissimulons pas la témérité de notre entreprise; mais nous avons vu une question posée dans le travail de M. Ballet, et nous espérons, grâce à la bienveillance de nos juges, qu'on nous saura gré d'avoir essayé d'attirer peut-être l'attention sur ce sujet, de quelqu'un après nous, plus heureux, et plus compétent.

Nous ne nous sommes, bien entendu, occupé que des abcès dits spontanés, c'est-à-dire de cause inappréciable, laissant de côté les abcès traumatiques et secondaires.

Nous déclarons aussi laisser de côté le cervelet et le mésocéphale, bien que nous nous servions du mot encéphalite qui s'applique à toute la masse nerveuse contenue dans le crâne. Du reste, les abcès dont nous nous occupons n'existent pour ainsi dire que dans le cerveau proprement dit, les lésions semblables du cervelet étant plus souvent secondaires à des lésions osseuses, surtout du rocher, et les lésions de la protubérance et du bulbe ayant une histoire pathologique toute particulière. C'est à peine aussi si l'on à observé quelques exemples d'abcès de la protubérance (Grisolle-Path.)

INTRODUCTION HISTORIQUE.

C'est depuis le travail de M. le professeur Hayem (1) sur la suppuration dans le cerveau, que l'encéphalite a été bien définie et nettement séparée d'autres altérations pathologiques, surtout le ramollissement, résultant d'oblitérations vasculaires. Déjà, il est vrai, MM. Bouchard et Poumeau avaient démontré la grande différence qui existait entre ces deux affections, au point de vue tant anatomique que symptomatologique (2) et donné la première description histologique de l'encéphalite aiguë produite expérimentalement, mais sans aller jusqu'à l'étude de la formation du pus. Les auteurs des descriptions les plus récentes se sont inspirés des travaux que nous venons de citer, et s'accordent à dire que dans la masse des observations recueillies par leurs devanciers jusqu'à la décou-

(1) Archiv. de physiol., III, 1868, et Thèse de Paris, 1868.
(2) Poumeau. Du rôle de l'inflammation dans le ramollissement cérébral. Thèse Paris, 1866.

verte de la névralgie et de son rôle dans l'inflammation par Virchow, l'incertitude la plus grande
règne sur la nature vraie des cas donnés comme
encéphalites spontanées. Les ramollissements avec
infiltration de pus ou suppuration commençante
de Lallemand, qui caractériseraient, d'après cet
auteur, la seconde période de l'encéphalite contien-
nent-ils du pus véritable ? Y rencontre-t-on l'élément caractéristique de ce produit de l'inflammation, le globule purulent ou leucocyte ? il en est de
même pour le ramollissement inflammatoire de
Bouillaud, Durand-Fardel, Calmeil et autres. « Il
n'y a, dit M. Hayem, et il ne peut y avoir de suppuration que quand il se forme en nombre abon-
dant des globules purulents ou leucocytes. »

Flourens, en 1852, produisait à l'Académie des
sciences une note concernant la suppuration produite par irritation de l'encéphale (1); mais cette
étude se rapporte particulièrement à la curabilité
des abcès ; cela nous fournira cependant un argument pour la rapidité de la présence du pus au milieu de la substance cérébrale. C'est à peu près vers
cette date que, si l'on s'occupait moins de l'encéphalite, l'anatomie pathologique lui faisait faire un
grand pas, en établissant bien la démarcation entre
cette forme morbide et celle due à un trouble mé-
canique de la circulation, ou consistant au moins
en une altération primitive de la nutrition, et non

(1) Gazette des hôpitaux, 1852.

dans une inflammation : Virchow, en 1847, montre des ramollissements liés à des embolies ; après lui, Charcot, Trousseau, Dumontpallier (Soc. anat., 1850), Lancereaux (Th. Paris, 1862), confirment ses recherches, et plus tard, par l'expérimentation, Prévost et Colard, 1866 (2), arrivent à des résultats identiques à ceux de leur observation à la Salpêtrière. C'était bientôt le moment pour M. Hayem, de compléter les travaux de ses devanciers.

Néanmoins, avant la deuxième moitié de ce siècle, les savants qui s'étaient occupés de la question avaient, par leurs doutes, indiqué une voie de progrès. Aucun n'est satisfait de la description de l'encéphalite à son époque. C'est l'anatomie pathologique qui leur fait entrevoir un état morbide mal défini encore, que les dénominations variées de ramollissement ne caractérisent aucunement.

En effet, au témoignage de M. Poumeau, en 1820, avec Rostan, le ramollissement était quelquefois inflammatoire, quelquefois non-inflammatoire. Lallemand dans sa première lettre, assimile complètement le ramollissement à l'encéphalite ; les deux ne font qu'un ; il ne manque cependant pas de dire qu'il y a « défaut de précision de l'exposition ou dans l'observation des symptômes (2). »

(1) Etudes physiologiques et pathologiques sur le ramollissement cérébral. Paris, 1868.

(2) Recherches anatomo-pathologiques sur l'encéphale et ses dépendances. Paris, 1824.

(Voyez pages 406-411 du 1er volume). Cruveilhier
est d'accord avec Rostan ; mais il est anatomique-
ment plus précis : deux ramollissements, l'un apoplectique, l'autre avec suppuration, c'est-à-dire inflammatoire. Bouillaud (1), comme Lallemand,
ramène à l'inflammation les diverses altérations du
cerveau ; mais quelques années plus tard, il reconnaît que différents états morbides ont reçu le nom
de ramollissement, et indique la nécessité de pour-
suivre l'étude d'une question dont la solution lui
paraît présenter encore quelques obscurités. (Dict.
méd, et Chir. prat., t. XV, p. 793). Andral ensuite
touche à la vérité, dans son précis d'anatomie pathologique : il trouve que le ramollissement offre la
plus grande analogie avec la gangrène de la vieil-
lesse, avec une destruction sénile, et dans sa clinique, il insiste sur le rôle pathogénique que pourraient jouer les oblitérations artérielles ; voilà
peut-être le plus grand pas fait vers la solution
juste ; désormais les auteurs distingueront les altérations inflammatoires du cerveau de celles dues à
une lésion de nutrition primitive, par arrêt circulatoire. Aussi, dès 1835 Carswel, après Bright, dit
que pour distinguer le ramollissement inflammatoire du ramollissement par oblitération, il suffit
de constater l'état morbide des artères. Et cependant, si la distinction est faite, on voit encore Cal-

(1) Traité clinique et physiologique de l'encéphalite. Paris,
1825.

meil, en 1859 (1), malgré qu'il se félicite, grâce aux progrès de l'optique, de ne plus avoir à s'en rapporter au seul témoignage de ses yeux pour admettre ou rejeter la présence de certains éléments morbides au milieu des foyers inflammatoires ; on voit Calmeil donner comme représentation anatomique des lésions inflammatoires du cerveau suivant leurs phases : « ou l'ampliation des capillaires, ou des extravasations plastiques, ou des collections de corpuscules granuleux, tels que globules de pus, globules pyoïdes, granulations moléculaires, cellules agminées, et quelquefois la réunion de tous ces états, de tous ces produits extra-normaux. » Nous sommes encore loin de la précision des auteurs qui de nos jours ont défini l'inflammation, et ont montré que dans le cerveau, dans le tissu cérébral, elle se comportait comme dans les autres tissus, s'attaquant surtout aux éléments du tissu conjonctif.

Pour payer la dette inaugurale aux anciens, nous dirons avec Gintrac (2), qu'il est presque impossible de tirer profit des écrits qu'ils nous ont laissés, au point de vue de l'encéphalite. C'est au Père de la médecine que le professeur de Bordeaux rend le plus grand hommage : il admire « la sagacité d'Hippocrate discernant quelques formes de cette grave

---

(1) Calmeil. Traité des maladies inflammatoires du cerveau, 1859.

(2) Gintrac. Pathologie, t. VIII, 1869.

affection, à laquelle il donne le nom de sphacèle du cerveau, et dans ses descriptions on peut reconnaître les caractères de l'encéphalite ; il a même noté le rapport de l'encéphalite et de l'otite. »

Vingt siècles n'auraient rien ajouté à ces derniers et importants aperçus. Celse et Gallien confondaient des affections très diverses, comme leurs successeurs ; la céphalite s'appelait encore « sphacelismus cerebri » par Borsieri, et Pinel 1798-1818, en doute d'abord et n'a pas une observation exacte et complète qui puisse utilement servir à l'histoire de notre sujet.

DÉFINITION ET DIVISION.

On appelle encéphalite, l'inflammation du cerveau, phénomène dans lequel le tissu conjonctif ou névroglie jouerait le principal rôle, tandis que l'élément fondamental de la substance nerveuse resterait sinon indemne, du moins ne subirait qu'une altération consécutive. Cette définition exclut l'idée d'inflammation parenchymateuse, au contraire de ce qui existe dans les autres organes. Tous les auteurs jusqu'ici s'accordent à ne pas admettre l'inflammation du tissu nerveux proprement dit, malgré Tigger, cité par MM. Hayem, Meschede et Popoff après eux dans une étude sur une forme d'éncéphalite consécutive à la fièvre typhoïde (Revue des sciences médicales, t. VI, page 460). Il n'y a donc, dans la science actuelle, au point de vue anatomo-pathologique, qu'une espèce d'inflammation du cerveau : l'encéphalite interstitielle. Non pas que les altérations irritatives des éléments nerveux eux-mêmes aient échappé à l'observation ; mais leur description reste encore difficile, attendu le petit nombre des faits, et demande de nouveaux progrès pour combler cette importante lacune ; car le cerveau, comme tous les parenchymes, doit obéir aux lois de la pathologie générale. Quant au mode d'évolution de l'inflammation, à ce que l'on a appelé le processus inflammatoire, M. Hayem en admet trois espèces : Encéphalite, 1° suppurative, 2° hyperplastique. 3° sclérosique. MM. Jaccoud et Hallopeau, dans leur article du Dictionnaire de médecine et de chirurgie, rejettent la deuxième forme de leur étude, à cause de sa rareté, et déclarent qu'à vrai dire les formes suppurative et sclérosique méritent seules l'attention. La première seule de ces deux façons d'être de l'encéphalite devra nous occuper, et nous croyons devoir peu tenir compte des divisions suivant le degré d'acuité du processus : encéphalite aiguë, subaiguë, chronique, ou suivant le siège, limitée, circonscrite, diffuse.

L'inflammation du cerveau n'a pas une marche assez régulière pour bien différencier toutes ces séparations.

SYMPTOMES.

Dans le plus grand nombre des cas, les encéphalites spontanées, ou les abcès du cerveau, n'ont été diagnostiqués qu'à l'autopsie, et si nous usons synonymiquement dans cette étude, des mots abcès et encéphalite, c'est que théoriquement on admet bien que l'inflammation dans le tissu cérébral puisse ne pas aller jusqu'à la suppuration, que la résolution puisse se faire comme dans le reste de l'économie ; mais généralement cette forme pathologique s'est traduite par une collection purulente, et l'on n'a pas, que nous sachions, d'exemple authentique de résorption. Aussi, dans les descriptions ne trouve-t-on guère que des phénomènes de compression, l'abcès agissant comme toute tumeur ou corps étranger ; c'est-à-dire que les abcès du cerveau se prêtent mal à une description symptomatique régulière, et cela à cause de leur diversité d'allures qui en fait, comme dit M. le professeur Jaccoud, une maladie désordonnée. Cette variété dans l'expression est due sans doute au siège de la lésion, et au manque de caractère propre de l'affection, tant à la période irritative qu'à la période de formation du pus. Cette première période, du reste, échappe le plus souvent à l'observation, soit à cause de l'insensibilité de la région affectée, soit à cause de la marche chronique de la maladie. Les symptômes généraux et locaux sont dans la moitié au moins des cas, peu prononcés, et on arrive à l'autopsie trouvant quelquefois des abcès même volumineux, non soupçonnés pendant l'existence chez des malades longtemps observés, ce qui prouve que la période de suppuration est susceptible de n'offrir aussi aucune réaction.

Nous citerons particulièrement nos observations V et VI, dont les sujets ont présenté un abcès du cerveau, sans que jamais il y ait eu le moindre trouble du mouvement, de la sensibilité ou de l'intelligence.

Ce fait de la tolérance du cerveau est bien connu, sinon encore bien expliqué, et tout le monde connaît l'observation de Dupuytren enlevant au trépan, après huit ou dix ans, une portion de lame de couteau n'ayant déterminé de paralysie que finalement, et occasionnant seulement quelques douleurs de temps à autre auparavant. Le malade guérit.

Notre observation II montre aussi un sujet mort presque subitement, qui présentait un abcès assez volumineux, gros comme une noix, pouvant depuis presque deux ans qu'il devait être malade, faire très activement son métier de militaire, et ne ressentant que de temps à autre une céphalalgie assez violente.

Les faits de ce genre sont nombreux ; mais le plus ordinairement, il y a eu des symptômes d'une certaine gravité, excitation ou dépression suivant la période de la maladie ; ces phénomènes se montrant sous forme circonscrite ou diffuse, selon les effets variés et rémittents que la lésion produit soit dans le voisinage, soit dans la totalité de l'encéphale.

En un mot, la suppuration du cerveau est très peu caractérisée dans ses démonstrations, et n'offre qu'un ensemble de symptômes mal définis qui peuvent se rencontrer dans d'autres affections ; hémorrhagie, ramollissement, tumeur, etc. C'est pourquoi M. Thomas (1), dans sa thèse inaugurale, a eu raison d'établir que la lésion organique du cerveau consistant en une collection suppurée peut se présenter :

1° Sans aucune espèce de symptômes ;

2° Avec les symptômes d'une maladie localisée ;

3° Avec les symptômes d'une maladie cérébrale diffuse.

Nos observations contiennent des exemples de ces trois manières d'être. Les V° et VI°, déjà citées, rentrent dans la première catégorie. La Ire offre au début des caractères de localisation qui, finalement, font place à des signes d'une maladie agissant sur la masse cérébrale entière : début apoplectique suivi de parésie à gauche, deuxième attaque trois jours après avec paralysie des membres parésiés, enfin, à treize jours de là, une dernière apoplexie qui maintient la malade, jusqu'à son dernier moment, dans un état extrême d'agitation justifié à

(1) Thomas. Thèse Paris, 1877. Des abcès encéphaliques.

l'autopsie par une congestion générale des méninges et c'est ce dernier symptôme diffus qui termine le tableau. Il en est autant de l'observation VII; mais il est vrai qu'ici les deux hémisphères étaient criblés d'abcès. Les faits sans nombre publiés par Lallemand, Lebert, etc., etc., fourmillent de ces exemples que nous ne pouvons songer à accumuler dans les limites d'une thèse.

L'observation que nous citons, de Calmeil, (loco citato) donne une explication de certaine variabilité ou intermittence dans l'intensité plus ou moins grande de l'expression symptomatique chez les gens atteints de suppuration dans le cerveau : les phénomènes s'aggravent à mesure de poussées congestives, ou d'augmentation du pus, ou de communication d'une collection avec une collection voisine.

Cela se voit bien dans les abcès traumatiques et dans ceux symptomatiques d'une lésion organique des os du crâne. Tout d'un coup la céphalalgie, la stupeur, la prostration, la paralysie, la contracture, l'épilepsie augmentent parce que la collection purulente qui avait jour au dehors n'a plus d'issue, ou bien parce qu'il s'est produit une extension inflammatoire de voisinage : la même chose a lieu pour les abcès primitifs et spontanés.

Ce n'est que de temps à autre que le sergent de notre observation II éprouve de violents maux de tête ; le sujet de l'observation de M. Thomas, qui présente cinq abcès dont deux dans le cervelet, sans avoir jamais rien éprouvé, meurt en cinq jours au milieu de phénomènes successivement croissants. Celui de l'observation VII est amené à l'hôpital dans le coma où il est depuis quinze jours, puis il reprend connaissance ayant le bras et la jambe gauche paralysés, reste ainsi pendant sept à huit jours avec une céphalalgie violente, et retombe dans l'abattement et le coma jusqu'à la mort, derniers phénomènes qui coïncident avec la déclaration d'une paralysie du bras et de la jambe à droite. L'hémisphère gauche avait pourtant quatre abcès jusque-là silencieux, dont les effets à droite ne se sont faits voir qu'en dernier lieu, en même temps que l'aggravation des symptômes, probablement sous l'influence de l'augmentation du pus ; puisqu'autour de la plupart des abcès il n'y avait aucune trace d'inflammation, ou bien sous celle de la progression en avant vers les zones motrices de l'hémisphère gauche, du foyer purulent situé au niveau de la partie moyenne du lobule pariétal supérieur.

Dans ce qui précède, nous avons fait l'énumération rapide des symptômes ordinaires de l'encéphalite suppurée. Voyons maintenant ce qu'ils présentent chacun de particulier, après avoir rappelé ce que disent les auteurs de l'encéphalite primitive.

Celle-ci se présente généralement avec deux périodes distinctes. La première, dite d'excitation, a des prodromes ressemblant assez à ceux de la congestion cérébrale : lourdeur de tête, somnolence, sensation d'un poids vers la région affectée, abattement, phénomènes dont la durée est très variable, quelquefois plusieurs mois ; puis succèdent des vertiges, des nausées et vomissements ; le caractère devient hargneux ; bientôt ces premières démonstrations s'exagèrent et s'accompagnent de convulsions des muscles de la face, de crampes, de fourmillements, d'engourdissements dans un membre ; plus tard les convulsions se généralisent avec les caractères de convulsions épileptiformes ; la fièvre s'allume avec une élévation de température d'habitude assez peu importante, dépassant à peine 38°5, à moins qu'il ne vienne complication de méningite. Le délire fait aussi souvent partie de cette phase de la maladie. Alors apparaît la période de dépression ou d'apaisement : la douleur de tête est devenue une violente céphalalgie ; l'abattement fait place à l'affaiblissement de l'intelligence ; il y a hébétude, torpeur, paralysie monoplégique ou hémiplégique, déviation oculaire, s'accompagnant assez souvent d'aphasie ; on remarque aussi une constipation opiniâtre, dans la plupart des cas ; enfin le coma final succède au délire et termine la scène.

Mais il est bien rare que les choses se passent ainsi, et rien n'est variable comme la première révélation d'une encéphalite suppurée. En effet, la première période peut faire totalement défaut, et la deuxième s'établir d'emblée, par la manifestation d'un quelconque de ses phénomènes. Cela se voit plus particulièrement pour les encéphalites spontanées, c'est-à-dire de cause inappréciable. Le plus ordinairement même ce sont des phénomènes de dépression qui donnent l'éveil, quand du premier coup il n'y a pas attaque apoplectiforme et coma. C'est même à peine, si dans une seule de nos observations, on remarque quelques traits qu'on puisse rattacher à la première période, qui comprendrait dans notre esprit l'intervalle du début à la formation du pus en collection. Bien plus, il arrive que l'inflammation du cerveau ne se révèle pendant la vie par aucun signe qui permette d'en soupçonner l'existence : nous en avons donné des exemples. Enfin, dans des cas nombreux, il se produit des alternatives de rémission, quelquefois complète au point de faire croire à une guérison, et d'exacerbation sous des influences, soit de nouvelles poussées inflammatoires, comme on pourrait admettre du sujet de notre observation IX, soit d'un écart d'hygiène, ou d'une violence subie chez un individu en possession d'un abcès cérébral.

Donc variabilité et irrégularité très grande dans l'expression symptomatique des lésions inflammatoires du cerveau.

Le plus constant de ces signes est la douleur ; on la trouve presque toujours au début, et elle manque très rarement ; mais son intensité n'est nullement en rapport avec l'étendue des lésions encéphaliques ni avec le volume du foyer purulent. M. Thomas (*loc. cit.*) qui a compulsé presque toutes les observations connues, dit qu'il n'y en a que cinq ou six où on n'en parle pas. Cette céphalalgie est quelquefois persistante, et d'une violence extrême, avec accompagnement de nausées et sueurs profuses, comme dans notre observation III ; quelquefois, au contraire, elle offre des rémissions plus ou moins longues. Tel est le principal signe concernant la sensibilité.

Dans certains cas, accompagnant la contracture, le plus souvent, les malades accusent des douleurs dans les membres, mais rarement : dans le cas que nous empruntons à Calmeil, le malade se plaint de douleurs dans les membres paralysés, et surtout dans les articulations.

Quant à la sensibilité générale, elle est atteinte variablement suivant les cas, quelquefois elle a complètement disparu et le malade reste insensible aux plus fortes excitations ; dans d'autres circonstances elle reste complète, malgré un état de demi stupeur, comme dans l'observation de M. Ballet, ou bien, entre ces deux extrêmes, il peut n'y avoir qu'une diminution plus ou moins notable : tel est le cas du malade de notre observation IX.

Enfin, on aurait quelquefois (Jaccoud et Hallopeau) noté de l'hyperesthésie de la moitié du corps ; mais le plus souvent il y a anesthésie.

Relativement aux troubles des trois ordres : intellectuel, sensitif, locomoteur que nous avons décrits, la chose qui frappe le plus est leur inconstance, malgré l'unité, l'uniformité de la lésion.

C'est qu'il y a là une question importante de siège, dans laquelle nous désirons ne pas nous égarer. Cette question, du reste, n'a pas encore reçu sa solution complète, et les opinions diffèrent en certains points parmi nos maîtres, sinon au point de vue clinique, du moins au point de vue théorique. C'est pourquoi nous nous bornerons à rapporter brièvement les connaissances relatives à ce sujet, qui semblent désormais acquises, pour compléter l'explication des faits recueillis dans cette thèse.

Flourens et Longet ont démontré expérimentalement que la substance des hémisphères était insensible : on peut donc comprendre de suite que dans deux de nos observations les malades n'aient en rien révélé une lésion cérébrale quelconque. Une deuxième raison de ce silence se trouve dans la marche ordinaire des abcès du cerveau, qui est le plus souvent chronique (1), c'est-à-dire à formation lente, et la clinique avait depuis longtemps devancé la physiologie. Lallemand dit dans sa préface : « On sait que des altérations profondes peuvent se développer dans le cerveau, pourvu que ce soit avec une extrême lenteur, sans se manifester au dehors par des phénomènes en rapport avec la gravité du mal. »

Les auteurs de la même époque donnent la même explication, et les contemporains, MM. les professeurs Potain Jaccoud et Hallopeau (*loc. cit.*

(1) Denonvilliers. Dict. encyclop. Art. Inflam.

art. Tum. de l'encéph.) ne vont guère plus loin que Lallemand. L'un de ceux qui ont le plus récemment écrit sur la matière (1), M. le professeur Grasset, de Montpellier, invoque aussi cette lenteur, mais c'est en vertu de la solidarité qui lie entr'elles les différentes parties du cerveau, que le silence symptomatique existe, « parce que les diverses parties saines peuvent suppléer les parties malades; quand, au contraire, une lésion est brusque, violente, non seulement la suppléance ne peut se produire; mais encore à cause de la même solidarité, la lésion quoique limitée et circonscrite, retentit sur l'organe tout entier, de là l'ictus, l'apoplexie. »

Tous les phénomènes locomoteurs sont justiciables de cette théorie, de même que les lésions de sensibilité et d'intelligence, et l'on en trouve la démonstration détaillée dans les thèses devenues classiques de M. Landouzy, professeur-agrégé de Paris (2) et de M. Pitres, professeur à Bordeaux (3) : La substance grise corticale est seule excitable, et présente des points limités, dont les cellules président à la détermination du mouvement volontaire, et de la mémoire. Il n'y a guère encore que ces deux points de découverts : troisième circonvolution frontale gauche, circonvolution frontale ascendante et pariétale ascendante. Les lésions sous-jacen-

(1) Grasset. Maladies du système nerveux. Paris, 1879.

(2) Landouzy. Contrib. à l'étude des convuls et paral. liées aux méninges-encéph. fronto-par. Thèse Paris, 1876.

(3) Pitres. Recherches sur les lés. du centre ovale. Thèse Paris, 1878.

tes à ces régions seules donnent lieu à des troubles
fonctionnels, tandis que les faisceaux de substance
blanche des régions préfrontale, occipitale et sphé-
noïdale peuvent être détruits par des foyers hémorrhagiques, des tumeurs, des abcès, sans qu'il
en résulte ni paralysie motrice, ni convulsions.
Quant au siège de la lésion de l'hémianesthésie,
les uns le placent dans la protubérance, d'autres
dans la couche optique, et enfin dans une portion
de la capsule interne, mais cela n'est pas encore
exactement démontré.

CAUSES.

M. Duret, (1), en établissant sa division des accidents nerveux déterminés par les traumatismes
cérébraux, range l'encéphalite et les abcès au nombre des secondaires, entendant ainsi que ces états
morbides peuvent se produire suivant de très près
l'accident primitif. C'est-à-dire qu'il y a enchaîne-
ment des faits dans les cas de ce genre; il n'y a pas
d'intervalle entre le premier évènement et ses sui-
tes; l'encéphalite et l'abcès prennent immédiatement leur point de départ dans la réaction inflammatoire excitée par la lésion produite. Mais il éta-
blit une troisième division : accidents tertiaires, qui

(1) Etudes expériment. sur les traumat. cérébr. Thèse Paris.

se produiraient après que les troubles généraux ont disparu, après des mois, des années, et dont l'origine est dans les résidus pathologiques du traumatisme et de sa réaction. Nous pensons que bon nombre d'abcès primitifs pour lesquels on a invoqué toute espèce de causes générales n'ont pas d'autre origine que ces accidents, dits tertiaires par M. Duret. Un traumatisme même léger, peut laisser des résidus constituant une épine qui provoquera plus tard un travail inflammatoire aboutissant à la suppuration. Il serait exagéré de soutenir qu'une commotion légère puisse amener ce résultat, et cependant Gintrac l'affirme: « une simple commotion, une percussion sur le sommet de la tête, sans léser en rien les parties immédiatement frappées, a pu ébranler le cerveau, et agir sur les parties centrales. Hippocrate a vu se développer des accidents cérébraux très graves et survenir la mort le neuvième jour chez une jeune fille dont le crâne avait été percuté avec le plat de la main. » (Gintrac, *loc. cit.*).

Denonvilliers (Dict. encycl. art. abcès) reconnaît aussi cette cause, donnant son effet quelquefois après un laps de temps considérable, au point que le malade lui-même en a perdu le souvenir. L'observation que nous rapportons de M. le Dr de Closmadeuc, à laquelle on doit certainement attribuer une cause traumatique en est un bel exemple. Cet abcès n'eût pas manqué d'être rangé au nombre des « spontanés », si, par hasard la mort était survenue quand le malade aurait été rentré dans ses foyers ; les commémoratifs. eussent fait défaut, et devant l'absence totale de lésion des téguments ni de la boite osseuse, il n'y aurait eu une cause appréciable. Si l'on admet ainsi un instant qu'une violence extérieure assez médiocre peut produire du pus dans le cerveau, on arriverait peut-être à contredire deux des cinq observations de M. Ballet, dans lesquelles les malades ont éprouvé une chûte, l'un d'eux étant même tombé sur la tête. Il est vrai que l'auteur ajoute ne voir dans la relation de cette chûte que les efforts du médecin pour retrouver dans les antécédents de son malade une étiologie qui lui échappe.

On ne doit donc invoquer qu'avec réserve le souvenir d'un accident qui n'aurait pas dépassé l'importance d'une commotion, comme cause probable d'abcès cérébraux inexplicables, mais il ne doit pas en être ainsi de la contusion. Ce terme désigne un degré d'altération plus prononcé. Difficile à nettement séparer de la commotion et de la compression qui l'accompagnent, la contusion donne lieu à une extravasation de produits qui peuvent laisser un résidu autour duquel, à un moment donné, peut se produire un travail phlegmasique, travail silencieux qui donnera naissance à un abcès existant depuis peut-être bien longtemps, des années, et dont la présence ne se manifestera en aucune manière, jusqu'au jour voisin de l'autopsie, qui n'aura été précédé que de quel-

ques symptômes cérébraux, rapportés plus souvent à une autre altération.

Nous empruntons cependant le fait suivant à
M. Cras, professeur à l'Ecole de Médecine navale,
qui en a fait l'objet d'une importante communication à la Société de chirurgie, 1877 : Un individu
atteint de fracture du crâne, présente 30 ans après
un écoulement purulent au niveau du frontal,
sans avoir jusque là rien perdu de son intégrité
fonctionnelle ; celle-ci décroît généralement pendant les années qui suivent, et un an avant l'opé-
ration qui réussit à merveille, et définitivement,
38 ans après le premier accident, il subit des
alternatives d'amélioration et d'aggravation au gré
de la compression que détermine sa collection
purulente.

C'est là un fait vraiment chirurgical où le traumatisme avait une importance plus grave que
toute commotion ou contusion, et qui semblerait
n'avoir rien à faire dans cette étude, mais ne
nous fournit-il pas un bon argument pour montrer
qu'un traumatisme, qu'une violence extérieure
peuvent attendre, au point, sous l'influence du
temps, d'avoir été oubliés et complètement négli-
gés, une époque très éloignée avant de manifester
leurs derniers effets ; et ne voyons-nous pas ainsi
que près d'un malade fournissant les symptômes
que nous connaissons, il faudra dans les commémoratifs tenir grand compte d'un coup, d'une

chûte sur la tête, sans trop craindre le reproche de forcer son étiologie.

Dans le même ordre de causes de ces abcès dits « spontanés » nous ferions rentrer certaines hémorrhagies cérébrales, celles dites « miliaires » qui, quelquefois ne présentent qu'un appareil symptomatique médiocre, presque inaperçu. Autour du résidu pathologique de cette lésion, bien qu'elle se présente plutôt dans la substance corticale et que les abcès se voient plus fréquemment dans la substance blanche, ne peut-il pas se produire une phlegmasie lente qui englobe l'épine productrice, soit pour cette raison directe, soit à cause d'un mauvais état général passager ? Nous en croyons autant de certains cas de ramollissements très limités. Le choix est difficile à faire des observations anciennes, Lallemand et autres, où ces faits semblent avoir eu lieu ; mais il est difficile aussi d'admettre que ces auteurs n'aient pas très souvent rencontré du vrai pus, provenant directement d'inflammation consécutive à des lésions de ce genre réduites à leur plus petite expression. Nous devons néanmoins reconnaître avec M. Cotard (1) qui en a fait une étude spéciale, que le dernier mode habituel d'évolution de ces affections est la sclérose.

Nous ne sous-entendons pas ici non plus, l'encéphalite à un degré quelconque qui avoisine cer-

(1) Cotard. Etude sur l'atrophie cérébrale.-Thèse Paris, 1868.

tains foyers hémorrhagiques récents, ou de foyers
de nécrobiose, ou bien encore les tumeurs cérébrales en voie de formation ; ce serait trop s'éloi-
gner de notre sujet.

A côté de ces tentatives d'explications étiologi-
ques, M. Ballet a remarqué la coïncidence de malformation du cœur dans cinq observations : une
personnelle, une de Lallemand, deux de Gintrac
(loc. cit.) et une dernière aux Archives générales
de médecine, 1848. Nous n'avons emprunté que
l'observation de l'auteur, pour y relever le fait de
la chûte, en avouant qu'il devait cependant peu
compter dans l'histoire du malade. C'est là,
croyons-nous, un trait nouveau, et surtout depuis,
à toutes les observations présentées à la Société
anatomique, la question se pose de savoir l'état du
cœur. Dans leur interprétation des faits cependant, les écrivains qui ont consigné ce vice du
système circulatoire central ne semblent pas lui
avoir attribué d'influence sur l'apparition du pus
dans le cerveau. Gintrac, par exemple, qui s'étend
longuement sur les causes de la maladie qui nous
occupe, ne dit rien de spécial concernant cette
coïncidence, et Lallemand quelquefois insiste sur
l'état du cœur, au contraire ; dans maintes occasions, il parle de l'hypersarcose dont le sujet était
atteint. Mais s'il avait saisi la relation qui existe
entre les deux lésions, il n'avait pas vu le lien, pas
plus que les autres après lui, qui les unit. Pareil
état du cœur crée un état dyscrasique, prédispo-
sant, comme il est admis pour tous les mauvais

états généraux, à la formation dans l'organisme de produits de déchéance vitale. Ces allégations sont certainement insuffisantes, mais elles ont encore cours dans la science actuelle. Grisolle dit que « certains abcès viennent compliquer certains états constitutionnels, se développant sous leur influence, sans pour cela être spécifiques. Rien ne prouve que l'influence qui a produit ces abcès soit d'une autre nature que les phlegmasies simples. Rien n'est changé dans l'essence de l'inflammation ; seulement sa physionomie présente certaines particularités, en raison d'une altération générale, d'un état constitutionnel ou d'une diathèse. »

Cette considération de Grisolle nous amène à l'examen d'une grande cause générale que l'on recherche aussi dans l'étiologie des abcès sans cause appréciable : la syphilis. Cette théorie de l'inflammation sans caractère diathésique est admise par le plus autorisé de nos maîtres en la matière, M. le professeur Fournier ; en dehors des produits scléreux et gommeux spécifiques, la syphilis peut donner lieu à des lésions de processus inflammatoire vulgaire (1), et les altérations spécifiques se caractérisent par une tendance plus grande à se porter vers les parties corticales, au contraire de l'encéphalite qui envahit préférablement la substance blanche.

Les autres causes de l'encéphalite primitive sont partout regardées comme insuffisantes : hérédité,

(1) Fournier. Syphilis cérébrale.

âge, constitution, tempérament, professions
rudes, etc. Il convient mieux de reconnaître l'alcoolisme dont nous avons un exemple dans notre
observation VII, les fatigues excessives, le surme-
nage intellectuel. Ici, d'après M. le professeur Jaccoud, l'irritation fonctionnelle amènerait l'irritation
nutritive qui constitue l'inflammation. Le froid et
la chaleur immodérés pourraient aussi provoquer
la maladie. Les auteurs ont aussi mentionné les
excès vénériens et l'insolation ; mais ceux-là déter-
minent plus souvent des accidents sclérosiques,
et celle-ci de la méningo-encéphalite.

Il est rare de trouver les lésions de l'encéphalite
aiguë à la première période ; mais les expériences
dont nous avons causé, de MM. Poumeau et Bouchard, et celles de M. le professeur Hayem sur la
suppuration dans le cerveau, ont permis de suivre
pas à pas le processus histologique de l'inflammation de l'encéphale. Le tissu conjonctif, comme
dans les autres organes, joue le principal rôle :
sous l'influence de l'irritation les cellules de la
névraglie se gonflent et présentent bientôt des
noyaux multiples, puis elles se divisent par scissi-
parité ; en même temps les éléments conjonctifs
de la gaîne des vaisseaux prennent part à la
même multiplication, et les premiers troubles cir-
culatoires apparaissent. Ces éléments de nouvelle
formation ne tardent pas à prendre une forme glo-
buleuse ; ils deviennent globules de pus, leucocytes
nageant au milieu d'un sérum exsudé des capillaires
dès le début. Quant aux éléments nerveux, ils ne

s'altèrent pas d'abord, mais comprimés par les produits de formation nouvelle, ils se désorganisent, sans disparaître toutefois, car on retrouve leurs débris mêlés aux leucocytes. Les cellules perdent leurs prolongements et les tubes de la substance blanche sont réduits à leur cylindre-axe. Ces éléments conjonctifs proliférés en s'accumulant refoulent excentriquement les éléments semblables qui s'organisent en couches successives de corps fibro-plastiques qui donnent naissance plus tard au kyste. Nous venons de dire que les cellules du tissu conjonctif sous l'influence de l'irritation inflammatoire, se transformaient en globules de pus ; mais il est probable qu'ils ont aussi un nouveau mode de provenance. Nous voulons parler de l'émigration des leucocytes à travers les parois des vaisseaux capillaires. Il est probable que ces deux modes de formation du pus interviennent, mais d'une façon inégale. Ces éléments sont en suspension dans le sérum exsudé, comme dans une émulsion, et subissent des transformations qui les ont fait prendre pour des corps nouveaux. Les corpuscules de Gluge ne sont autres que les cellules conjonctives proliférées qui ont subi la transformation graisseuse. Le pus contient en outre quelques globules du sang, des cristaux de margarine, stéarine, cholestérine, et des débris du tissu qui a suppuré.

Tous ces phénomènes se passent donc dans le tissu conjonctif, et l'on ne regarde pas encore comme très positives des altérations nouvelles des éléments nerveux eux-mêmes, au point de vue de leur origine inflammatoire. Nous avons cité Tigges, Meschède et Popoff ; ce dernier, en 1875, a décrit, dans la *Revue des Sciences médicales*, tome VI, page 460, une encéphalite typhoïde caractérisée par : 1° une accumulation de leucocytes dans la substance grise des circonvolutions ; 2° une pénétration des leucocytes dans l'intérieur des grandes cellules nerveuses ; 3° une prolifération de la névroglie ; 4° une segmentation des noyaux des cellules nerveuses elles-mêmes. Pour être définitivement admis, ces faits ont besoin d'être multipliés, et ne doivent encore être accueillis qu'avec la plus grande réserve. Des recherches plus récentes faites par un médecin italien, Ceccherelli (*Revue* Hayem, 1879), tendraient à prouver que les cellules nerveuses se rempliraient de granulations graisseuses, se diviseraient et se multiplieraient.

On a remarqué la grande tendance du pus cérébral à subir la transformation caséeuse. Cela semble un fait général à M. Hayem ; la richesse des matières grasses de la substance nerveuse qui se détruit, est peut-être, dit-il, une des causes importantes de cette particularité. D'ailleurs, les leucocytes dans tous les tissus subissent rapidement cette métamorphose, toutes les fois qu'ils ne s'écoulent pas librement au dehors au fur et à mesure de leur formation.

Guillevic.   3.

Le pus ainsi formé dans le cerveau peut-il se résorber ? Nous avons vu qu'on admettait théorique-ment la curabilité possible de l'encéphalite à son début, et cela sans qu'il y en ait d'exemple plus ou moins probant ; mais on possède encore moins d'observations tendant à démontrer que le pus se soit résorbé. Flourens a cependant produit à l'Académie des sciences, une note concernant la guérison des abcès du cerveau (1). Par ablation, incision, mutilation, il a expérimenté sur des animaux, toujours il a obtenu des abcès, dont le pus était résorbé du quarantième au cinquantième jour.

ANATOMIE PATHOLOGIQUE

Mais ce qui se passe chez les animaux se passe-t-il exactement de la même manière chez l'homme, et ces abcès déterminés traumatiquement ont - ils la même marche que ceux spontanément développés ?

Quant à la marche ultérieure de l'inflammation cérébrale, le pus, une fois formé, reste infiltré, ce qui est le cas le plus rare, ou bien il se réunit en foyer, ordinairement unique dans les abcès primitifs, foyer d'abord irrégulier, mais qui finit par se circonscrire dans un kyste produit aux dépens du tissu conjonctif insterstitiel. Du reste, tous les abcès chroniques s'enkystent, et nous avons vu que d'après Denonvilliers, c'était la marche ordinaire de la suppuration du cerveau.

(1) Gaz. des hôp., 1862.

Les auteurs ne sont pas d'accord sur la rapidité plus ou moins grande de l'enkystement. D'après M. Thomas, qui cite Schott, on ne trouve guère la cavité limitée par une membrane isolable avant la quatrième semaine, et cette membrane n'acquiert un certain degré de consistance qu'au bout de deux mois environ. Cette membrane est lisse à la surface interne quand l'abcès est récent, autrement les concrétions purulentes caséeuses et quelquefois même calcaires lui font un aspect bosselé, inégal ; en dehors elle se continue insensiblement avec la substance nerveuse ; des cloisonnements plus ou moins nombreux s'en détachent et cloisonnent le tissu périphérique.

Le pus des abcès spontanés est ordinairement filant, jaune verdâtre, et sans-odeur, comme toutes les fois qu'une collection ne communique pas avec l'air, il a tendance à se porter vers la surface cérébrale, comme on peut voir dans plusieurs de nos observations, et sur les points moins résistants, par exemple les ventricules (obs. II). Il serait même susceptible de se faire jour au-dehors, par le nez, l'oreille ; mais aucun fait de ce genre n'est bien démontré. « Morgagni, à ce propos, dit d'un malade d'Albertini, atteint de fièvre, délire, convulsions, puis de léthargie, qu'ayant pris du tabac le quatorzième jour, il rendit par le nez une grande quantité de pus. Y eut-il rupture d'un abcès du lobe antérieur du cerveau à travers la lame criblée de l'ethmoïde? Morgagni dit avec un grand sens : Il serait à désirer que les têtes de ceux sur lesquels on fait de semblables observations tombassent entre les mains d'un anatomiste zélé, afin qu'il pût constater que le pus était sorti de la cavité du crâne, et non pas des sinus de la pituitaire. » (Gintrac. Pathol, t. VIII, 1869).

DIAGNOSTIC ET PRONOSTIC.

Cette partie de l'histoire de l'encéphalite spontanée n'a guère reçu de développements jusqu'ici. Nous avons, en effet, constaté que la plupart du temps cette lésion n'était reconnue qu'à l'autopsie, tant quelquefois parce qu'elle était restée complètement ignorée, que par la raison de la variabilité et l'inconstance des symptômes à l'époque même de la formation du pus, ou parce que la collection étant une fois formée, l'abcès n'agit plus qu'à la façon d'un corps étranger ou d'une tumeur, provoquant quelquefois des inflammations de voisinage, ou ne déterminant aucun phénomène à cause de leur siège dans la masse cérébrale.

La céphalalgie est le seul signe à peu près constant, mais est-ce là un guide, malgré son caractère quelquefois persistant et atroce, et les vomissements et le ralentissement du pouls qui d'ordinaire l'accompagnent. Des affections du cerveau nombreuses, avec ou sans lésion organique, donnent lieu à des douleurs de tête insupportables, douleurs telles, dans bien des occasions, qu'elles entraînent avec elles un certain degré d'hébétude qui pourrait passer pour le résultat d'une altération profonde de l'encéphale.

Du reste, il ne suffirait pas de diagnostiquer la présence du pus dans le cerveau; il faudrait encore savoir si le pus est collecté ou diffus, où il siége, et quel est son volume.

Les maladies dont la physionomie se rapproche le plus, l'embolie et l'hémorrhagie ont des symptômes bien définis et une marche uniforme, caractéristique. Ces deux genres de lésions abolissent d'emblée l'activité fonctionnelle dans leur département encéphalique ; tandis que dans l'encéphalite, il peut y avoir avant la formation du pus et sa réunion en abcès, une période d'excitation, circonscrite ou diffuse, avant l'apparition des phénomènes opposés de dépression.

L'encéphalite présente quelquefois une élévation de température, et non le ramollissement ; de plus, la marche graduelle de la paralysie indique qu'il s'agit d'une thrombose, et quand l'abcès est enkysté il n'y a plus que les signes caractéristiques d'une lésion cironscrite de l'encéphale, tumeur au foyer nécrobiotique.

Le diagnostic est donc absolument obscur.

Quant au pronostic, il est toujours sinistre, et Denonvilliers range l'abcès du cerveau au nombre des maladies les plus redoutables. Existe-t-il des faits de guérison d'encéphalite suppurée ? On l'a dit; mais il est trop difficile d'en poser le diagnostic pendant la vie pour qu'on puisse considérer comme authentiques les faits de guérison qui ont été publiés.

TRAITEMENT.

On comprend que les ressources thérapeutiques soient très bornées en présence d'un pronostic d'une pareille gravité. Nous pensons donc qu'il peut y avoir des soins prophylactiques à observer pour éviter cette affection. Nous avons cru devoir soutenir que bon nombre des abcès du cerveau étaient dus à des chutes, coups, violences ou traumatismes perdus dans les commémoratifs. Quand on voit des observations du genre de celle de M. Cras et de M. Closmadeuc, on peut se demander si des faits qui ont passé insignifiants ne sont pas la première cause de phénomènes qui arrivent nombreuses années après. Nous sommes d'avis que *les cent jours de bon guet* recommandés par Ambroise Paré ne sont pas toujours suffisants pour mettre à l'abri des conséquences d'une chute sur la tête, par exemple. — Gintrac est de cette opinion, et recommande les précautions antiphlogistiques après tous les accidents qui peuvent n'avoir qu'une apparence légère.

Les soins médicaux sont répétés partout les

mêmes : antiphlogistiques, mercuriaux, calomel à doses fractionnées, 0 gr. 10 en 20 paquets, un par heure ; révulsifs puissants sur le tube digestif et sur la peau : séton, cautères à la nuque, application de glace sur la tête, vésicatoire sur le cuir chevelu rasé.

Quand il y a torpeur, essayer d'en faire sortir le malade à l'aide de frictions excitantes, sinapismes, lavements excitants.

Nous avons vu prescrire pour un abcès diagnostiqué du cervelet, par M. Raymond, professeur agrégé : sulfate de quinine, extrait mou de quinquina, iodure de potassium à petites doses.

On utilisera aussi avec avantage les injections de morphine, quand la céphalalgie est très violente.

Quant aux soins chirurgicaux, on a ouvert des abcès dans tous les organes ; mais le moment ne semble pas encore venu d'aller à la recherche des abcès spontanés. Les progrès des études concernant les localisations ont déjà permis à la chirurgie d'opérer de merveilleuses opérations du trépan ; mais tant qu'on ne saura pas d'une manière positive par quels signes une lésion des centres nerveux révèle son siège et sa nature, son étendue, il faudra s'abstenir de toute intervention chirurgicale.

OBSERVATION I. — De Durand-Fardel. (Calmeil. Traité des maladies inflammatoires du cerveau, t. I, p. 90, 1859.)

Un homme de cinquante-cinq ans, de bonne santé, éprouve tout-à-coup, le 6 avril, un étourdissement considérable, tombe à terre et reste un quart d'heure sans connaissance. Il se relève ensuite ayant tout le côté gauche faible et engourdi, la parole et les facultés intactes. Trois jours après, nouvelle attaque plus forte précédée de vertige et de céphalalgie ; il perd connaissance pendant une demi heure, ne peut plus ramener le côté gauche. Le soir, déviation de la bouche, la face rouge, gaieté exaltée...... Le mouvement reparaît un peu, et revient de plus en plus les jours suivants. Le 22 avril, troisième attaque, plus forte, perte de connaissance plus longue, suivie d'une paralysie complète et persistante à gauche, déviation de la bouche et de la langue à droite. Il survient les jours suivants de l'agitation, des douleurs dans les membre paralysés, surtout dans les articulations, sans que la moindre mobilité y reparaisse : mort le 15 mai.

On trouve à l'autopsie une congestion sanguine des méninges, et dans l'hémisphère droit, deux foyers pleins de pus semblable à celui d'un phlegmon.

Réflexions. — Dans ce cas, chaque fluxion congestive a dû, ainsi que la description des symptômes l'indique, prédominer dans l'hémisphère cérébral droit et se résoudre là, d'abord d'une manière imparfaite. Puis un moment est venu où la congestion générale s'est en partie dissipée, en laissant dans les deux emplacements des engorgements sanguins qui sont devenus permanents, qui ont fourni ensuite des extravasations de plasma et du pus : encore une fois ce mode de filiation est des plus fréquents.

Obs. II. — (Gazette des hôpitaux, 1862.) — Chûte sur la tête. — Mort deux ans après. — Abcès du cerveau. — Hémorrhagie ventriculaire. (Thomas de Closmadeuc, de Vannes). — Résumé.

Le nommé P... (Louis), âgé de 29 ans, sergent au 74ᵉ de ligne, à Vanves, est pris tout à coup d'étourdissement sur le champ de manœuvre, le 31 octobre 1862 ; il remet son fusil à un camarade, chancelle en balbutiant, étend les mains comme pour chercher un appui et tombe foudroyé.

Immédiatement transporté à l'hôpital, où nous le trouvons présentant tous les symptômes d'une hémorrhagie cérébrale grave, il meurt quelques instants après dans des attaques de convulsions épileptiformes.

Surpris de cette mort aussi prompte qu'imprévue, nous dûmes, pour arriver à un diagnostic au moins rationnel, nous enquérir près des camarades de P... et du médecin-major du régiment.

Il y a deux ans, P... en voulant franchir un mur

pour rentrer au quartier après l'heure, fit sur la tête une chute, à la suite de laquelle il se fit dispenser de service sous prétexte d'une indisposition. Rien dans la suite ne fit soupçonner qu'il était malade. Bon militaire, actif, rangé, d'excellente santé, de caporal il ne tarda pas à être nommé sergent.

Cependant ses camarades rappellent que de temps à autre il se plaignait de violents maux de tête, P... faisant remarquer lui même qu'il devait avoir quelque dérangement dans la tête, à la suite de sa chute. Cela durait un ou deux jours, et tout rentrait dans l'ordre après un bon sommeil au bout de un ou deux jours. Jamais aucun trouble intellectuel ni locomoteur.

Le docteur du régiment, M. Mauduit, s'était aussi aperçu depuis quelques mois d'altération des traits de P... et d'un peu d'amaigrissement. Soupçonnant une affection organique quelconque, il l'examina avec soin, et ni cœur, ni poumons, ni organes digestifs ne présentèrent rien de particulier.

Avec ces renseignements nous étions amené à poser un diagnostic. Ce cas n'avait-il pas une ressemblance frappante avec tous ces cas de mort subite survenue longtemps après des blessures de la tête? Nous allions probablement rencontrer quelque lésion grave des centres nerveux, tumeur, ramollissement, abcès, corps étranger, hémorrhagie, etc.

Autopsie vingt-quatre heures après la mort. Rien

aux viscères thoraciques ou abdominaux. Rien aux téguments du crâne ni à la boîte osseuse. Les veines de la dure-mère sont gorgées d'un sang noir, sans épanchement sanguin ou autre à l'extérieur du cerveau.

La masse encéphalique, à première vue, présente un hémisphère gauche notablement augmenté de volume, et donnant une sensation de fluctuation prononcée et dans une grande étendue.

Le cerveau est divisé à mesure par tranches horizontales jusqu'aux ventricules. Le ventricule latéral gauche apparaît alors considérablement distendu et rempli de sang liquide, rouge, analogue à du sang récemment sorti des vaisseaux.

Le ventricule moyen est également rempli de sang, et en communication par une déchirure avec le ventricule latéral.

En même temps la substance cérébrale qui limite en dehors le ventricule latéral est creusé d'une cavité à peu près sphérique, dans laquelle se logerait une noix de moyenne grosseur. Cette cavité est remplie de sang comme le ventricule, avec lequel elle communique par une ouverture à bords déchiquetés du calibre d'un tuyau de plume. Après lavage, on voit la cavité tapissée par une matière pulpeuse, jaune verdâtre, qui est du pus concret, séparée de la substance blanche par une membrane pyogénique grisâtre, dont les lambeaux sont très visibles au point où la rupture a eu lieu, c'est-à-dire entre cette cavité et le ventricule latéral,

La substance blanche qui forme paroi n'est le siège d'aucun ramollissement, mais elle est légèrement piquetée de rouge.

En résumé, l'autopsie met en évidence :

1° Un abcès siégeant dans l'épaisseur de la substance blanche du cerveau, abcès d'origine ancienne et qu'en l'absence de toute autre cause on est porté à rattacher au fait traumatique d'une chute remontant à deux années ; abcès qui n'a eu d'autre expression symptomatique pendant la vie que quelques troubles passagers, des céphalalgies intermittentes ; et dans les derniers mois une altération de nutrition qui appela l'attention du médecin.

2° Une hémorrhagie ventriculaire récente, produite probablement lors de la rupture instantanée de la cloison qui séparait l'abcès des chambres cérébrales, cette hémorrhagie ayant donné lieu aux accidents terminaux et à la mort.

L'enseignement qui ressort de cette observation n'est pas nouveau. On ne saurait être trop réservé dans son pronostic, lorsqu'il s'agit de violences extérieures portées sur le crâne, ces accidents pouvant donner lieu à des complications tardives qui, bien qu'à longue échéance, n'en sont pas moins mortelles. Partant, *les cent jours de bon guet* que recommandent Roger de Parme, et Ambroise Paré plus tard, ne sont pas toujours suffisants pour mettre à l'abri des conséquences d'une chute sur la tête.

Obs. III. — (Thomas, Thèse 1877.)

Mongiri (Georges), 58 ans, entre à Cochin le 3 avril 1877, pour tænia et bronchite chronique, est pris le 11 avril. Il se plaint de douleur de tête et d'envies de vomir. On le couche, quelques heures plus tard, sueurs profuses, impossibilité de répondre malgré qu'il comprenne, pas de paralysies, ni déviation de la face ou de la langue, sensibilité intacte.

Le 13. L'aphasie a disparu ; les jours suivants, les symptômes de congestion pulmonaire deviennent très intenses, et le malade meurt le 16, sans qu'on ait constaté aucun signe d'hémiplégie.

Autopsie. — Abcès gros comme une noisette au centre de chaque hémisphère du cervelet, les méninges et l'écorce du cerveau sont saines; un troisième abcès dans le lobe frontal droit, un quatrième dans le lobe occipital gauche, et enfin un cinquième dans le lobe pariétal gauche. On ne trouve dans les os du crâne ou des oreilles, rien qui put expliquer la production de ces abcès.

Obs. IV. — De M. Ballet. (Gaz. méd. de Paris, n° 2, 1878.)

Quinzebille (Gustave), 15 ans, journalier, entre le 23 septembre 1877 à l'hôpital Saint-Sauveur, de Lille, service de M. Ollivier.

Ce malade, petit et rabougri, a à peine la taille d'un enfant de 12 ans. Il ne répond que difficile-

ment et d'une façon vague aux questions qu'on lui
fait, il a l'aspect souffreteux, le visage sérieux et
triste. Toutefois, le malade n'est pas dans le coma,
et quoique plongé dans un état de demi-stupeur,
il comprend bien ceux qui lui adressent la parole.

Pas de délire, pas de convulsions.

Les renseignements que le malade nous donne
sur ses antécédents personnels et ses antécédents
de famille sont très vagues. Ses frères et ses sœurs
(il en a plusieurs) sont forts et bien portants. Quant
à lui, il a été malade plusieurs fois depuis sa naissance. De quelles maladies ? Il ne sait le dire. Un
voisin qui est à l'hôpital, et qui a vu quelquefois
l'enfant avant son entrée, nous assure que ce dernier a toujours été souffreteux, mais qu'il ne l'a
jamais connu paralysé.

Le malade nous raconte qu'il y a huit jours, en
allant près d'une petite sœur, il est tombé tout à
coup et n'a pu se relever. Il n'a pas perdu connaissance. Il ne serait tombé que parce que son
pied aurait glissé. Toutefois ce renseignement est
assez peu précis pour qu'il soit permis d'en mettre
en doute l'exactitude. Le patient était-il déjà un
peu faible de parésie du côté gauche avant sa
chûte, c'est ce qu'il ne peut nous dire, il est toutefois très explicite sur l'absence de perte de connaissance au moment de sa chûte.

Examen clinique. — Le bras et la jambe du côté

gauche sont paralysés. Les doigts peuvent être légèrement fléchis, mais le malade, qui serre bien de
la main droite, ne peut nous saisir de la main gauche. Les mouvements de l'avant-bras et du bras
sont complètement impossibles.

La motilité de la jambe est absolument nulle.

La paralysie est une paralysie flaccide. Lorsqu'on
soulève le bras et la jambe au-dessus du plan du
lit le membre retombe lourdement.

Intégrité complète des mouvements de la face.
Pas d'effacement des sillons, pas de déviations.
Lorsque le malade fait effort pour siffler ou sou-
rire, les muscles se contractent également bien à
droite et à gauche. La langue est dans son axe.

Les pupilles sont rétrécies, mais ont un égal dia-
mètre.

La sensibilité est conservée. Le malade, lorsqu'on
le touche, le pique ou le pince, sent très bien des
deux côtés.

La pointe du cœur bat à son niveau normal. Les
battements sont irréguliers. A l'auscultation, souffle intense et rude au 1er temps, perceptible dans
toute la région du cœur, à maximum siégeant au
niveau du 3e espace intercostal gauche.

La température n'a pas été prise, faute de ther-
momètre. Elle paraît normale à la main.

24 septembre, même état.

25. Le malade est dans la résolution générale,
avec état subcomateux. Le soir, mort.

Autopsie. — **Cerveau.** Les sinus de la dure mère sont très congestionnés. Aucune altération matérielle appréciable à la surface externe de l'encéphale. En enlevant le cerveau de la boîte cranienne on voit s'écouler à la base quelques gouttes de pus.

En écartant les deux lèvres de la grande fente inter-hémisphérique, on voit quelques gouttes de pus à la surface du corps calleux. Les parties commissurales sont ramollies et cèdent à une légère traction.

Hémisphère gauche. — Rien de particulier, ni à l'examen superficiel, ni à la coupe.

Hémisphère droit. — Cet hémisphère est très anémié dans ses deux tiers antérieurs. Les vaisseaux pie-mériens sont à peu près vides, beaucoup moins distendus que ceux de gauche.

Les sillons sont un peu effacés. Les circonvolutions frontale et pariétale ascendante élargies dans les deux tiers supérieurs.

L'hémisphère s'affaisse légèrement lorsqu'on le laisse reposer sur la table. On devine une cavité anormale à son intérieur; à sa partie interne, intéressant le lobe paracentral et la partie la plus reculée de la frontale interne, on voit deux tumeurs molles, liquides, légèrement proéminentes, situées l'une en avant de l'autre, de la grosseur d'une noix environ, constituant manifestement la surface externe de deux abcès en voie de communication.

A la coupe, on trouve ce qui suit :

Coupe *préfrontale* : Intégrité des faisceaux blancs.

Coupe *pédiculo-frontale* : les deux faisceaux pédiculo-frontaux supérieur et moyen sont détruits en partie, et à leur place existe la cavité d'un abcès. Au pourtour de cette cavité, les parties des faisceaux conservées sont infiltrées de pus.

Les faisceaux frontal et pariétal inférieur sont sains.

Coupe *pédiculo-pariétale* : L'infiltration purulente se poursuit jusque dans le faisceau pédiculo-pariétal supérieur.

Coupe *occipitale. Point de lésion.* — L'examen minutieux des organes ne nous a pas permis de découvrir une altération quelconque, qui ait pu être considérée comme l'occasion immédiate du développement de l'abcès.

Les rochers, les fosses nasales ne présentent aucune trace de lésion.

Cœur. — Le cœur du malade présente une anomalie singulière. Les deux oreillettes viennent s'ouvrir dans le ventricule gauche, qui est hypertrophié. Le ventricule droit est au contraire atrophié et sa cavité comme virtuelle. La cloison qui sépare ce ventricule de son congénère du côté gauche, au lieu d'avoir une direction antéro-postérieure est transversale. Les ventricules communiquent par un trajet sinueux, qui a les dimensions de l'index, il n'y a pas de communication entre l'oreillette et le ventricule droit.

Obs. V. — De M. Bouchut. (Gaz. des hôp., 30 décembre 1879.) — Abcès du cerveau dans le lobe frontal sans symptômes ; phthisie pulmonaire ; vomiques.

X..., âgée de 14 ans, entre au numéro 29 de la salle Sainte-Catherine, le 16 juillet 1878. Cette enfant avait une phthisie pulmonaire avec vomiques continuelles, venant de la partie inférieure du poumon gauche.

Elle se mettait à tousser, rejetait à flots une quantité de pus qui formait la moitié de son crachoir et à l'auscultation, on entendait aussitôt à la base du poumon gauche, un bruit de souffle amphorique, sec, semblable, par son rythme précipité et son timbre, à un bruit de locomotive. Puis des râles muqueux se faisaient entendre ; ils étaient remplacés par du gargouillement, et, lorsqu'une nouvelle secousse de toux avec vomique purulente vidait la caverne de la base du poumon gauche, on entendait de nouveau le bruit sec, cadencé, très fort, imitant le bruit de la locomotive. Cet état se prolongea en même temps que s'affaiblissait la malade, et elle succombe après une courte agonie de deux heures. sans avoir offert aucun trouble préalable de l'intelligence, du mouvement et de la sensibilité.

Deux heures avant sa mort elle répondait aux

questions, pouvait parler, mouvoir ses membres, et elle est morte sans convulsions ni paralysie.

Autopsie. — Le poumon gauche est partout adhérent à la plèvre, et son lobe inférieur creuse de larges cavités, communiquant entre elles et avec les bronches. Son tissu est dur, grisâtre, infiltré de pus et de tubercules. Le lobe supérieur renferme également des tubercules en voie de ramollissement, formant de petites cavernes.

Le poumon droit n'est pas adhérent, mais il renferme un grand nombre de petites cavernes au milieu d'un tissu infiltré de matière grisâtre, semblable à du pus infiltré.

Cerveau. — En ouvrant la cavité crânienne, sous la dure-mère, on constate avec étonnement, à travers la pie-mère des circonvolutions frontales, un abcès superficiel gris-verdâtre, entouré de substance nerveuse et ramollie.

Cet abcès étant incisé, on voit qu'il pénètre dans la substance grise au dessous de la couche corticale de la seconde et troisième circonvolution frontale ascendante, qui sont ramollies, et il a le volume d'une olive. Cela ne dépasse pas le sillon de Rolando. Tout le tissu qui l'entoure est gris, pulpeux, et l'altération s'étend en arrière de l'abcès, en dehors du corps strié et de la couche optique jusqu'au pédoncule cérébral gauche. Seulement dans ce pédoncule le tissu n'est pas ramolli, et il est grisâtre,

teinté de jaune. Tout autour de ce foyer il n'y a
nulle injection sanguine. Pas de liquide dans les
ventricules, et nulle part on ne trouve de tubercules. Il n'y en a pas plus dans les méninges que
dans la substance nerveuse. Tout est borné à cet
abcès, entouré de substance cérébrale ramollie,
placée sous la seconde et la troisième circonvolution
cérébrale dont l'écorce grise est altérée, et dont la
partie postérieure est formée de tissu grisâtre, allant jusqu'à l'entrée du pédoncule cérébral dans la
protubérance.

Obs. VI. — Tuberculose pulmonaire. — Abcès de la région pré
frontale, par J.-B. Gauché, interne des hôpitaux. (Bull. de la
Soc. anat., 26 juillet 1878.)

D... 12 ans, entrée le 19 décembre 1877 dans le
service de M. Bouchut.

Cette malade était traitée pour une tuberculose
pulmonaire manifestée par des phénomènes généraux: anorexie et diarrhée, toux et vomique pulmonaire fréquente et abondante, crachats nummu-
laires: La déglutition n'est plus possible que pour
le jus exprimé des aliments solides.

Tel était le 1er juillet l'état de la malade. Jamais
de délire, ni d'aphasie, la malade succombe le
22 juillet, à huit heures du soir, après neuf heures
d'agonie, ayant conservé jusqu'alors l'intégrité de
son intelligence et de la motilité.

Autopsie. — Utérus sain. Rein droit un peu congestionné, plus volumineux que le gauche. Rate molle, décolorée, non friable. Foie très gras. Poids 1400 grammes.

Cœur. — Dilatation considérable du ventricule gauche. La plèvre droite présente quelques fausses membranes et 20 grammes environ de sérosité citrine. La plèvre gauche est très adhérente dans toute l'étendue du lobe supérieur du poumon.

Poumon droit. — Légères fausses membranes entre le lobe inférieur et le lobe moyen. Tissu blanc, décoloré. Emphysème très considérable, mais pas de cavernes. Poumon gauche criblé de cavernules de la grosseur d'une noix à une noisette, dans le lobe inférieur. Ces cavités sont remplies d'un liquide séro-purulent. Le tissu périphérique dur, très rouge, ne crépite pas et va au fond de l'eau.

La portion du lobe supérieur qui a pu être arrachée est farcie de noyaux grisâtres, tuberculeux, et ne présente pas de cavernes.

Un liquide jaune verdâtre s'écoule à travers la dure-mère, au niveau du lobe frontal droit, en un point qu'il s'agit de préciser. Cerveau léger, ramollissement général. Hémisphère gauche non altéré, ni à la surface ni sur des coupes longitudinales. L'hémisphère droit est atteint de suppuration au niveau de la partie antérieure des première et deuxième circonvolutions frontales et de la scissure supérieure qui leur est intermédiaire. L'abcès semble limité en haut par le bord supérieur de l'hémisphère, en bas de la scissure frontale inférieure ; mais dans la substance blanche du centre ovale, il se prolonge au-delà des limites extérieures. Cependant, s'il dépasse la coupe préfrontale, ce n'est que pour atteindre la corne frontale du ventricule latéral, en avoisinant par sa partie inférieure l'extrémité antérieure du corps strié (noyau coudé), sans l'entamer. Le liquide de l'abcès, examiné au microscope, ne contient que des leucocytes et quelques granulations.

Réflexions. — Ce fait devient confirmatif de l'assertion de M. Pitres : « les lésions limitées à la région préfrontale ne doivent donner lieu à aucun phénomène moteur », il faut tenir compte ici du jeune âge du sujet, ce qui permet de reculer de près de 1 centimètre le plan de la coupe préfrontale déterminé par le même auteur sur des cerveaux appartenant à des sujets d'un âge plus avancé.

O₈s. VII. (Résumé.) — Abcès multiples du cerveau chez un alcoolique, par Mayor, interne des hôpitaux. (Progrès médical, 1879.)

Of... chaudronnier, âgé de 41 ans, est amené le 27 mai dans le service de M. Siredey, à Lariboisière, par des amis qui donnent ce seul renseignement, qu'il est ainsi depuis quinze jours..

27 mai. Impossibilité d'avoir aucun renseigne-

ment du malade; fixité du regard, sans déviation, sans inégalité pupillaire, sans paralysie faciale; paralysie du bras gauche et de la jambe gauche; à la fin de l'examen, le malade est pris d'un accès convulsif, criant qu'on l'étouffe, qu'on veut l'étrangler, cette attaque dure deux minutes et le malade peut ensuite répondre aux questions, bien qu'en divaguant un peu.

L'examen de la poitrine révèle une diminution de sonorité du lobe inférieur du poumon gauche, et en ce point, respiration un peu rude, mêlée de quelques râles de bronchite. Rien au sommet, ni dans le poumon droit. Rien au cœur, ni à l'abdomen. Pas de fièvre.

Le 28. Même état; mais céphalalgie violente: pas de nouvelles attaques convulsives.

Le 29. Le malade a repris connaissance et nous dit que sa maladie a débuté par un violent mal de tête, puisqu'il a perdu connaissance pendant deux heures, et s'est réveillé le bras gauche paralysé.

Le 31. Peau plus chaude, respiration un peu accélérée. Matité au sommet gauche en avant et en arrière, avec souffle intense, presque amphorique sous l'épine de l'omoplate, à la base quelques râles sous-crépitants.

1er juin. La sœur du malade nous apporte des renseignements, qu'il a une fille tuberculeuse, qu'il a eu, il y a trois ans, une pleurésie, qu'il n'a pas d'antécédents syphilitiques probables; mais qu'il s'adonne à la boisson, il n'a pas reçu de coup, n'a pas fait de chute ; mais depuis quelque temps se plaignait fréquemment de maux de tête, quand il est tombé pour la première fois.

Les jours suivants un peu d'agitation, avec température oscillant autour de 38⁵, jusqu'au 6 juin, où le malade tombe dans un abattement extrême et peu à peu dans le coma.

Le 7. On remarque la paralysie du bras droit, puis de la jambe droite. Stertor, 39°4. Mort le 8 juin.

Autopsie. 10 juin. — Rien au crâne, ni aux membranes, sauf un peu de congestion de la pie-mère. Pas de trace de tubercules dans les méninges. — Bulbe, protubérance, cervelet, pédoncules : absolument sains.

Hémisphères. — On voit affleurer les foyers purulents à la surface des circonvolutions, qui bombent à ces endroits. Adhérence de la méninge qu'on n'arrache qu'en ouvrant les collections du pus. A la coupe, on retrouve ces foyers, et d'autres plus profonds : lobe droit, petit foyer dans le faisceau frontal supérieur ; un second à la partie postérieure du lobe paracentral ; un troisième au niveau du lobe quadrilatère ; enfin, un quatrième à la partie postérieure du lobe pariétal supérieur, l'abcès du lobe quadrilatère étant le plus gros, du volume d'une noix.

Dans l'hémisphère gauche, deux petits foyers

superficiels occupent la partie antérieure des sillons qui séparent entre elles les première, deuxième et troisième circonvolution frontale; puis un gros foyer au niveau de la partie moyenne du lobule pariétal supérieur, et enfin un abcès de la grosseur d'un pois, au milieu du lobe occipital.

Nulle part, le tissu n'est ramolli, ni enflammé autour des abcès qui paraissent déjà limités. Rien à la moelle.

Obs. VIII. — Abcès du cerveau, par Ernest Gaucher, interne des hôpitaux. (Bull. de la Soc. anat., séance du 7 janvier 1881.)

Un homme de 30 ans, entre à l'hôpital Cochin, service de M. Bucquoy le 24 décembre 1880, avec des symptômes mal accusés qui rappellent ceux d'une fièvre typhoïde anormale. Depuis quelques jours il est affaissé et abruti comme au début d'une fièvre continue. Il a une diarrhée abondante, un grand mal de tête, quelques taches rosées mal caractérisées sur le ventre et sur le dos, pas d'épistaxis, et une température qui ne s'élève pas au-dessus de 36,7. Les jours suivants, l'état cérébral ne fait que s'aggraver, le malade est toujours somnolent dans un demi-coma, et répond avec peine, il affirme cependant que le mal dont il est atteint a débuté spontanément, qu'il n'est pas tombé sur la tête, qu'il n'a pas reçu de coups, et que toujours, jusqu'alors il avait été d'une santé excellente.

Le 1er janvier 1881, la céphalalgie persiste; non-seulement il n'y a pas de fièvre ; mais la température tombe aa-dessous de 37 et même à 36 — ; il y a un ralentissement marqué du pouls et de la respiration. Pas d'anesthésie ni de paralysie. L'abrutissement est encore plus marqué que les premiers jours ; la diarrhée est toujours aussi abondante.

Le 8 janvier apparaissent des symptômes de démence proprement dite. Le malade se lève à plusieurs reprises et fait ses excréments dans la salle. Quand on le recouche, il retombe dans son état de torpeur et d'affaissement intellectuel, il meurt dans la nuit du 9 au 10 janvier 1881.

Autopsie. — On trouve une congestion très intense et véritablement asphyxique des poumons, du foie, de la rate et des reins. Tous ces organes sont gorgés de sang noir. La muqueuse du cœcum est rouge, injectée, et présente quelques ulcérations superficielles. Ces lésions rendent compte de la diarrhée abondante dont le malade était atteint, et qui, vraisemblablement était attribuée à une typhlite ulcéreuse. Dans le lobe frontal droit du cerveau, à la partie antérieure, on trouve un abcès d'un volume d'une petite orange, parfaitement enkysté, recouvert en avant par une mince couche de substance cérébrale, et s'étendant en arrière, jusqu'au voisinage du corps strié, sans l'atteindre. Le pus de cet abcès est bien lié, verdâtre, il n'y a pas d'autre lésion encéphalique.

Cavité thoracique. — Adhérence des deux sommets, surtout du droit ; quelques granulations tuberculeuses. — Poumon gauche sclérosé en masse à la base ; bronches volumineuses dilatées et pleines de pus. En avant, près du sommet, se voient deux cavernes de la grosseur d'une noix, remplies d'un pus verdàtre bien lié ; les cavernes paraissent avoir eu pour origine des abcès. Elles n'offrent aucun des caractères des dilatations bronchiques.

Rien au cœur ni aux autres organes.

Remarques. — Comme cause de ces abcès siégeant de chaque côté de la face du cerveau dans les bords supérieurs des hémisphères, nous ne pouvons donc invoquer que l'alcoolisme. L'observation que nous venons de rapporter nous semble intéressante encore par ce fait que, tandis que l'hémiplégie gauche était le résultat des abcès, déjà relativement anciens, qui siégeaient dans les zônes motrices de l'hémisphère droit, l'hémiplégie droite, au contraire, qui n'est apparente que dans les derniers jours, était évidemment liée à laprogression en avant vers les zônes motrices de l'hémisphère gauche, du foyer purulent qui avait pris naissance un peu en arrière d'elles. Cette progression nous semble démontrée par cela même que c'est seulement en avant de ce foyer que nous avons trouvé dans la substance cérébrale des traces d'inflammation récente.

Obs. IX. — Abcès du cerveau avec hémiplégie, par Dauchez, interne des hôpitaux. (Bull. Soc. anat., 3 décembre 1881.)

Le nommé Vaudeville, Étienne, 49 ans, cordonnier, est entré le 7 décembre 1880, salle St-Denis, n° 3. — Ce malade nous arrive dans la journée vers 3 heures, il est accompagné par un de ses voisins qui nous donne les renseignements suivants, que le malade est incapable de fournir lui-même ; car il est dans le coma. — Cet homme a été frappé il y a trois ans d'une apoplexie, à la suite d'un violent chagrin causé par son fils ; il eut alors perte de connaissance, et hémiplégie qui disparut peu à peu, et quelques semaines après le malade put se relever, il n'a jamais pu reprendre son travail. 24 heures avant son entrée à l'hôpital, nouvelle attaque apoplectique, à la suite de laquelle l'hémiplégie reparaît absolument complète à gauche. Le malade arrive dans le coma, dont il sort à peu près à la suite d'application de sinapismes sur les membres inférieurs. Quand il a repris connaissance, nous notons une hémiplégie complète à gauche. En même temps diminution très notable de la sensibilité du même côté : le malade sent vaguement qu'on le pince, mais ne peut déterminer exactement le siège de la douleur ; d'ailleurs son état intellectuel est assez obtus. — Pas d'amblyopie, pas de paralysie faciale. Les réflexes sont abolis — il n'y a pas de contracture. Nous n'avons pas trouvé ici les causes habituelles de l'hémorrhagie cérébrale ; pas d'athérome des artères radiale et cubitale ; pas de syphilis ; pas d'alcoolisme, (le malade et celui qui l'ont amené l'attestent) — Rien du côté du cœur dont les mouvements sont lents et réguliers. — Pouls, 56.

8 décembre. — Pouls 64. — Inertie complète du côté gauche. — On porte le diagnostic d'hémorrhagie cérébrale — deux verres d'eau de Sedlitz.

12 décembre. — Même état. — Dans la journée délire calme : le malade se plaint seulement d'un peu de mal de tête.

15 décembre. — Le délire augmente d'intensité. On est obligé de mettre des planches de chaque côté du lit. — Potion avec musc, 0,10.

17 décembre. — Le malade devient somnolent, et par moments a du délire calme. Assoupissement prolongé. Vers les huit heures la respiration devient assez bruyante. Sueurs profuses. Le malade perd complètement connaissance et succombe le 17 au matin, il n'y a pas eu d'otite suppurée.

Autopsie. 19 décembre. L'hémisphère gauche est absolument intact, (veines méningées un peu turgescentes et congestionnées). L'hémisphère droit est congestionné. A la partie postérieure du bord supérieur de l'hémisphère droit, on voit une grosse bosselure du volume d'une petite mandarine ; incision transversale du foyer qui est fluctuant. Il en

sort environ 60 à 70 grammes d'un pus floconneux,
vert, épais, et des fausses membranes qui tapissent
les parois du foyer. Celles-ci sont peu adhérentes.
Pas de méningite à la surface. Le foyer ne communique pas avec le ventricule latéral, dont il est
parfaitement séparé par sa paroi inférieure.

Paris. — Imp. A. PARENT (Davy, successeur), rue Monsieur-le-Prince,

www.ingramcontent.com/pod-product-compliance
Ingram Content Group UK Ltd.
Pitfield, Milton Keynes, MK11 3LW, UK
UKHW022146070726
13613UKWH00003B/1423

9 782019 268381